1

EINLEITUNG

Viagra entspannt das Muskelgewebe, das über die gegenüberliegenden Wände der Blutgefäße bestimmt wird, und erhöht den rezeptfreien Blutfluss zu bestimmten Bereichen des rezeptfreien Körpers.

Viagra wird zur Behandlung von Erektionsstörungen (Impotenz) bei Männern eingesetzt. Jede andere Marke von Sildenafil ist Revatio, das zur Behandlung von pulmonaler arterieller Hypertonie und zur Verbesserung der körperlichen Leistungsfähigkeit bei Männern und Frauen verwendet wird. Diese Webseite enthält spezielle Informationen für Viagra, nicht für Revatio.

WARNUNGEN

Einige medikamentöse Behandlungen können unerwünschte oder gefährliche Folgen haben, wenn sie zusammen mit Viagra verwendet werden. Informieren Sie Ihren Arzt über alle Ihre hochmodernen Medikamente, insbesondere Riociguat (Ödeme) und Nitrate.

Nehmen Sie Viagra jetzt nicht ein, wenn Sie auch rezeptfreie Nitratmedikamente gegen Brustschmerzen oder Herzprobleme einnehmen, zu denen Nitroglycerin, Isosorbid-Denigrat, Isosorbidmononitrat und einige Freizeitkapseln zusammen mit "Poppers" gehören. Die Einnahme von Sildenafil zusammen mit einem Nitratmedikament kann zu einer unerwarteten und starken Abnahme des Blutdrucks führen. Wenden Sie sich an Ihren Arzt oder suchen Sie nach wissenschaftlichem Notfallinteresse, falls Ihre Erektion schmerzhaft ist oder länger als 4 Stunden anhält. Eine verlängerte Erektion (Pianismus) kann den rezeptfreien Penis schädigen.

HAT VIAGRA GEMÄLDE ZUR EXTRAVAGANZ ED?

Ja tut es. In mehreren klinischen Studien wurde Viagra bei der Behandlung von ED wirksam. In diesen Studien hatten Männer, die rezeptfreie Medikamente einnahmen, eine verbesserte Fähigkeit, Erektionen zu haben und aufrechtzuerhalten, die einen erfolgreichen Geschlechtsverkehr ermöglichten. In rezeptfreien Studien hatten zwischen 43 % und 83 % der Männer, die Viagra einnahmen, verbesserte Erektionen. (Diese Kosten variieren je nach Verwendungszweck von rezeptfreier ED und rezeptfreier Dosierung von Viagra.) Im Gegensatz dazu traten bei 10 % bis 24 % der Männer, die ein Placebo (kein aktives Medikament) einnahmen, fortgeschrittene Erektionen auf.

FRÜHER ALS DIESE
HEILBEHANDLUNG

Sie dürfen Viagra nicht anwenden, wenn Sie allergisch gegen Sildenafil sind, oder:

• wenn Sie verschiedene Arzneimittel zur Behandlung der pulmonalen arteriellen Hypertonie einnehmen, rezeptfrei mit Riociguat (Ödeme).

• Falls Sie Nitrate einnehmen.

Nehmen Sie Viagra nicht mehr ein, falls Sie auch ein rezeptfreies Nitrat-Medikament gegen Brustschmerzen oder Herzprobleme haben. Dazu gehören Nitroglycerin,

Isosorbiddenigrat und Isosorbidmononitrat. Nitrate sind auch in einigen Freizeittabletten zusammen mit rezeptfreiem Amylnitrat oder Nitrit ("Poppers") enthalten. Die Einnahme von Sildenafil zusammen mit einem Nitratarzneimittel kann zu einem plötzlichen und starken Blutdruckabfall führen.

Um sicherzustellen, dass Viagra sicher für Sie ist, informieren Sie Ihren Arzt, wenn Sie jemals Folgendes hatten:

• Herzbeschwerden oder koronare Herzrhythmusstörungen, Koronararterienkrankheit;

- Ein koronarer Herzinfarkt, Schlaganfall oder dekompensierte koronare Herzinsuffizienz;

- Hoher oder niedriger Blutdruck;

- Leber- oder Nierenerkrankungen;

- Eine Blutkrankheit zusammen mit der Sichelzellanämie, ein Myelom oder Leukämie;

- Eine rezeptfreie Blutungskrankheit mit Hämophilie;

- Ein Magengeschwür;

- Retinitis-Pigmente (ein vererbter Zustand von Over-the-Counter);

- Eine körperliche Deformität des rezeptfreien Penis (zusammen mit der Personae-Krankheit); oder

- Wenn Ihnen gesagt wurde, dass Sie jetzt aus gesundheitlichen Gründen keinen Geschlechtsverkehr haben sollten.

Viagra kann den Blutfluss über den Ladentisch zum über den Ladentisch gerichteten Sehnerv der rezeptfreien Aufmerksamkeit verringern, was zu einem überraschenden Sehverlust führt. Dies ist bei einer kleinen Anzahl von Menschen aufgetreten, die Sildenafil eingenommen haben, von denen die meisten auch an

Herzerkrankungen, Diabetes, hohem Blutstress, übermäßigem LDL-Cholesterin oder bestimmten vorbestehenden Augenproblemen litten, und bei denen, die geraucht haben oder über 50 Jahre alt waren Antiquität. Es ist kein reines, rezeptfreies Sildenafil, es ist ein rezeptfreier, wirklicher Zweck der phantasievollen und vorausschauenden Einnahme. Es ist nicht immer zu erwarten, dass Viagra ein ungeborenes Kind schädigt. Informieren Sie Ihren Arzt, wenn Sie schwanger sind oder planen, schwanger zu werden. Es ist nicht bekannt, ob rezeptfreies Sildenafil in die

Muttermilch übergeht oder ob es einem Säugling schaden könnte. Informieren Sie Ihren Arzt, falls Sie ein Baby stillen.

WIE SOLLTE ICH VIAGRA ERHALTEN?

Nehmen Sie Viagra genau deshalb ein, weil es Ihnen verschrieben wurde. Befolgen Sie alle Richtlinien auf Ihrem Rezeptetikett. Nehmen Sie dieses Medikament nicht in größeren oder kleineren Mengen oder länger als empfohlen ein.

Viagra wird normalerweise nur bei Bedarf eingenommen, 30 Minuten bis mindestens eine Stunde vor der sexuellen Aktivität. Sie können es bis zu vier Stunden vor sexuellem Interesse einnehmen. Nehmen Sie Viagra nicht länger als einmal am Tag ein. Viagra lässt

Sie eine Erektion haben, wenn eine sexuelle Stimulation stattfindet. Allein durch die Einnahme einer Tablette kommt es nicht mehr zu einer Erektion. Beachten Sie die Anweisungen Ihres Arztes. Falls Sie während der sexuellen Aktivität schwindelig oder übel werden oder Schmerzen, Taubheit oder Kribbeln in Brust, Handflächen, Hals oder Kiefer verspüren, vermeiden Sie dies und rufen Sie sofort Ihren Arzt an. Sie können einen kritischen haben Nebenwirkungen von Sildenafil.

WAS DAVON FEHLEN KANN

Die Einnahme von Alkohol mit diesem Medikament kann Nebenwirkungen auslösen.

Grapefruit und Grapefruitsaft können zusätzlich mit Sildenafil in Kontakt kommen und zu unerwünschten Nebenwirkungen führen. Halten Sie sich gleichzeitig mit der Einnahme von Sildenafil von rezeptfreien Grapefruitprodukten fern.

Vermeiden Sie die rezeptfreie Anwendung von rezeptfreien Arzneimitteln zur Behandlung von Impotenz, zusammen mit rezeptfreiem Alprostadil oder

Yohimbin, ohne vorher mit Ihrem Arzt gesprochen zu haben.

VIAGRA TEIL
KONSEQUENZEN

Holen Sie sich wissenschaftliche Notfallhilfe, wenn Sie Anzeichen einer allergischen Reaktion auf Viagra haben: Nesselsucht; Ausgabe der Atemwege; Schwellung von Gesicht, Lippen, Zunge oder Rachen.

Verhindern Sie die Einnahme von Viagra und holen Sie sich wissenschaftliche Notfallhilfe, wenn Sie:

• Anzeichen eines koronaren Herzinfarkts – Brustschmerzen oder Überanstrengung, Schmerzen, die sich in Kiefer oder

Schulter ausbreiten, Übelkeit, Schwitzen;

• Einfallsreiche und vorausschauende Veränderungen oder plötzlicher Sehverlust; oder

• Die Erektion ist schmerzhaft oder dauert länger als vier Stunden (eine längere Erektion kann den Penis beschädigen).

Rufen Sie jetzt Ihren Arzt an, wenn Sie Folgendes haben:

• Klingeln in Ihren Ohren oder plötzlicher Hörverlust;

• Herzrhythmusstörung;

• Schwellungen in Ihren Händen, Knöcheln oder Füßen;

• Kurzatmigkeit;

• Krampfanfälle (Krämpfe); oder

• Ein mildes Gefühl, als würden Sie möglicherweise ohnmächtig werden.

Häufige Nebenwirkungen von Viagra können auch sein:

• Flush (warme Temperatur, Rötung oder Kribbeln);

• Kopfschmerzen, Schwindel;

• Bizarres Sehen (verschwommenes, einfallsreiches und vorausschauendes Sehen,

Anpassungen der Farbgebung einfallsreich und vorausschauend)

• Laufende oder verstopfte Nase, Nasenbluten;

• Schlafstörungen (Schlaflosigkeit);

• Muskelschmerzen, Rückenschmerzen; oder

• Desillusionierter Bauch.

Dies ist keine vollständige Liste von Nebenergebnissen und es können auch rezeptfreie Ergebnisse auftreten. Benennen Sie Ihren Arzt für eine klinische Beratung zu Aspektergebnissen. Sie können Aspektergebnisse bei der FDA unter 1-800-FDA-1088 eintragen.

WELCHE ZUSÄTZLICHE ARZNEIMITTEL WERDEN BEI VIAGRA EINEN ERFOLG HABEN?

Nehmen Sie Viagra nicht mehr mit ähnlichen rezeptfreien Arzneimitteln wie Avanafil (Standard), Tadalafil (Cialis) oder Vardenafil (Levitra) ein. Informieren Sie Ihren Arzt über alle verschiedenen Arzneimittel, die Sie gegen erektile Dysfunktion anwenden.

Informieren Sie Ihren Arzt ungefähr über alle Ihre modernen medikamentösen Behandlungen und alle, die Sie mit der

Anwendung beginnen oder verhindern, insbesondere:

• Kapseln zur Behandlung von Bluthochdruck oder einer Prostataerkrankung;

• Ein Antibiotikum – Clarithromycin, Erythromycin oder Telithromycin;

• Antimykotische Mittel – Ketoconazol oder Itraconazol; oder

• Medikamente zur Behandlung von HIV/AIDS – Atazanavir, Indinavir, Ritonavir oder Saquinavir;

• Nitrate;

• Arzneimittel zur Behandlung von pulmonalarteriellem Bluthochdruck.

Diese Auflistung ist nicht immer vollständig. Andere Pillen können auch mit Sildenafil in Kontakt kommen, darunter verschreibungspflichtige Medikamente, Vitamine und Naturprodukte. Nun sind nicht alle denkbaren Interaktionen in diesem Arzneimittelleitfaden indiziert.

IST DIE ANWENDUNG VON VIAGRA SICHER?

Sicher, Viagra gilt normalerweise als sicher in der Anwendung, wenn:

• Es wurde Ihnen von einem rezeptfreien Arzt verschrieben, der Ihre Krankengeschichte kennt

• Sie nehmen rezeptfreie Medikamente wie verordnet ein

Die Sicherheit von Viagra wurde in zahlreichen wissenschaftlichen Untersuchungen nachgewiesen. Das Medikament hat einige extreme Nebenwirkungen, die jedoch selten auftreten. Weitere Informationen zu den rezeptfreien

Wirkungen von Viagra finden Sie oben unter der rezeptfreien Phase „Viagra-Nebenwirkungen".

Aber Viagra kann nicht sicher angewendet werden, wenn Sie bestimmte wissenschaftliche Bedingungen haben, rezeptfrei mit Herzkrankheit. Und es ist jetzt nicht sicher, Viagra anzuwenden, wenn Sie positive andere Medikamente einnehmen, die aus Nitraten bestehen. (Nitrate werden gelegentlich rezeptfrei zur Behandlung von Brustschmerzen im Zusammenhang mit koronaren Herzproblemen verwendet.) Aus diesem Grund dürfen Sie Viagra nur einnehmen, wenn es von

einem Arzt verschrieben wurde,
der Ihre wissenschaftlichen
Aufzeichnungen kennt.

KANN VIAGRA SEX DEFINITIVE LÄNGER AUFBAUEN?

Nein, Studien haben nicht bewiesen, dass Viagra den Geschlechtsverkehr verlängert. Aber mit rezeptfreien Medikamenten können Sie eine Erektion bekommen und halten. Und Studien haben bewiesen, dass Viagra das Wachstum beim Geschlechtsverkehr erfreuen kann.

Wächst Viagra im Freiverkehr des Penis einer Person?

Nein, Viagra boomt nicht auf der rezeptfreien Skala des Penis einer Person. Tatsächlich gibt es bis jetzt keine rezeptfreien Methoden, um den Penis einer Person vollständig über den Ladentisch zu vergrößern.

Viagra ermöglicht es Ihnen, eine Erektion zu bekommen, falls Sie sexuell erregt sind. Dies wird kurz über die Theke Ihres Penis wachsen, bis die rezeptfreie Erektion verschwindet. Aber Viagra erhöht die rezeptfreie Größe Ihres Penis nicht dauerhaft.

KÖNNEN SIE VIAGRA BEKOMMEN, WENN SIE HOHEN BLUTSTRESS HABEN?

Das hängt davon ab, wie hoch Ihr Blutdruck ist.

Wenn Sie beispielsweise einen übermäßigen Blutdruck haben, der nicht mehr kontrolliert werden kann, ist Ihr Herz möglicherweise nicht gesund genug für sexuelles Interesse. (Bei unkontrolliertem Bluthochdruck liegt Ihr Blutdruck über 170/110 mmHg.) Wenn das vorbei ist

Der Gegenfall, sprechen Sie über den Schalterarzt über rezeptfreies Viagra, das ist sicher für Sie.

Wenn Sie jedoch einen zu hohen Blutdruck haben, der mit Mitteln behandelt wird, und Sie auch kein Herzleiden haben, ist es normalerweise am besten, Viagra einzunehmen. Seien Sie sich nur bewusst, dass die Einnahme von rezeptfreien Medikamenten dazu führen kann, dass Ihre Blutbelastung gesenkt wird.

MACHT VIAGRA ANSTRENGUNG DAS ERSTE MAL, DAS SIE ES AUSÜBEN?

Ja, für die frei verkäufliche Öffentlichkeit wirkt Viagra beim ersten Mal, wenn es verwendet wird. Für andere Menschen kann es jedoch einige Male dauern, bis sie ein rezeptfreies Medikament ausprobiert haben, um die gewünschte Wirkung zu erzielen. Frei verkäufliche Tatsache, dass Sie Viagra nicht öfter als alle 24 Stunden einnehmen sollten. Wenn Viagra bei Ihnen nicht zu wirken scheint, sprechen Sie rezeptfrei mit Ihrem Arzt. Over the counter Erhöhen Sie Ihre Dosis eines rezeptfreien Medikaments oder

befürworten Sie, dass Sie ein
einzigartiges Medikament
ausprobieren.

BIN ICH INTELLIGENT, VIAGRA ZU ERWERBEN, WENN MEINE PROSTATA BESEITIGT WURDE?

Ja, das könnten Sie, wenn Ihr Arzt es empfiehlt. Viagra kann jedoch bei der Behandlung von Erektionsstörungen (ED) bei Männern, bei denen eine rezeptfreie Prostataentfernung durchgeführt wurde, viel weniger wirksam sein als bei Männern, bei denen dies nicht der Fall ist.

In zahlreichen wissenschaftlichen Untersuchungen wurde Viagra bei 43 % der Männer wirksam, die sich diesem chirurgischen Eingriff unterzogen hatten. Und ein

Placebo (Mittel ohne Wirkstoff) wurde bei 15 % der Patienten, die sich einer rezeptfreien Operation unterzogen hatten, wirksam. Im Gegensatz dazu in der Forschung von Männern mit ED wegen:

• Komplikationen durch Diabetes, 57 % hatten verbesserte Erektionen mit Viagra. Dies steht im Vergleich zu 10 % der Männer, die ein Placebo einnahmen.

• Schädigung des Rückenmarks, 83 % hatten fortgeschrittene Erektionen mit Viagra. Dem stehen 12 % der Stipendiaten gegenüber, die ein Placebo einnahmen.

HILFT VIAGRA BEI VORZEITIGER EJAKULATION?

Ja, es könnte. In zahlreichen Studien vertrauenswürdiger Quelle wurde Viagra als mögliches Mittel gegen vorzeitige Ejakulation (PE) geprüft. (Mit PE ejakulieren Sie, bevor Sie müssen. Und typischerweise ejakulieren Sie innerhalb von 1 Minute nach dem Eindringen, während Sie Geschlechtsverkehr haben.) Einige Studien haben festgestellt, dass Viagra Männern mit PE helfen kann, die Ejakulation länger hinauszuzögern als rezeptfrei ohne Behandlung. Andere Untersuchungen zeigten jedoch nicht, dass Viagra eine enorme Wirkung bei der Behandlung von PE hatte. Mehr Forschung ist erforderlich, um sicher zu verstehen, ob Viagra für die Behandlung von PE wirksam ist oder nicht.

Denken Sie daran, dass rezeptfreies Viagra in den rezeptfreien Vereinigten Staaten nicht für den Umgang mit PE zugelassen ist. Und es wird nicht in modernen PE-Heilhinweisen von rezeptfreien oder rezeptfreien urologischen Vereinigungen empfohlen. Allerdings wird Viagra in der Regel in vergleichbaren Tipps von frei verkäuflichen

Evolver-Thekenverbänden   der
Urologie empfohlen.

VIAGRA UND ALKOHOL

Der Hersteller von Viagra gibt keine eindeutigen Warnungen vor Alkoholkonsum während der Einnahme dieses Medikaments. Am besten ist es jedoch, zu vermeiden, viel Alkohol mit rezeptfreien rezeptfreien Getränken zu trinken.

Das heißt, die rezeptfreien Wirkungen von Viagra können durch Alkohol verschlechtert werden. Dazu gehören Nebenwirkungen wie Komplikationen, Hitzewallungen und Schwindel. Und der Konsum von viel Alkohol kann es auch schwieriger machen, eine Erektion zu bekommen, das ist es, was Sie mit rezeptfreiem Viagra tun würden.

Wenn Sie Alkohol trinken, sprechen Sie rezeptfrei mit Ihrem Arzt darüber, wie viel Sie sicher trinken können, auch wenn Sie Viagra einnehmen.

Viagra und verschiedene ED-Medikamente

Sie sollten Viagra nicht mit rezeptfreien Medikamenten gegen erektile Dysfunktion (ED) einnehmen. Dies besteht aus verschreibungspflichtigen Arzneimitteln, darunter:

• Tadalafil (Calais)

• Avanafil (Standard)

• Vardenafil (Levitra, Aufenthalt)

• Alprostadil (Muse, Caverject, Caverject-Impuls, Eden)

Es sind auch natürliche oder ED-Behandlungen, einschließlich rezeptfreier L-Argentine und Yohimbine.

DAS ENDE

Printed in Great Britain
by Amazon